Lizbeth Olguín García

Puerta TAC en pacientes con EVC

Lizbeth Olguín García

Puerta TAC en pacientes con EVC

Promedio de tiempo puerta tomografía en pacientes con diagnóstico clínico de EVC

Editorial Académica Española

Imprint

Any brand names and product names mentioned in this book are subject to trademark, brand or patent protection and are trademarks or registered trademarks of their respective holders. The use of brand names, product names, common names, trade names, product descriptions etc. even without a particular marking in this work is in no way to be construed to mean that such names may be regarded as unrestricted in respect of trademark and brand protection legislation and could thus be used by anyone.

Cover image: www.ingimage.com

Publisher:
Editorial Académica Española
is a trademark of
Dodo Books Indian Ocean Ltd. and OmniScriptum S.R.L publishing group

120 High Road, East Finchley, London, N2 9ED, United Kingdom
Str. Armeneasca 28/1, office 1, Chisinau MD-2012, Republic of Moldova, Europe
Printed at: see last page
ISBN: 978-613-9-40637-1

Copyright © Lizbeth Olguín García
Copyright © 2024 Dodo Books Indian Ocean Ltd. and OmniScriptum S.R.L publishing group

INDICE

DEDICATORIA

A mi madre por su amor infinito y su apoyo incondicional.

A mi hija Ellis, por ser la inspiración y motivación de mis días.

AGRADECIMIENTOS

A mis asesores de este contenido, Dr. Rigoberto Martínez Parroquin,

Dr. Leoncio Miguel Rodríguez Guzmán y Dra. Ilsia Vinalay Carrillo por

instruirme y motivarme siempre en esta investigación.

Promedio de tiempo puerta tomografía en pacientes con diagnóstico clínico de EVC

Resumen

Introducción: El evento vascular cerebral (EVC) es la segunda causa de muerte a nivel mundial, donde dos terceras partes son de origen isquémico, causando discapacidad a largo plazo, por ello, algunas instituciones de salud han realizado propuestas para establecer un diagnóstico y tratamiento oportuno. **Objetivo:** Describir el apego al Protocolo de atención integral-Código Cerebro (PAI código cerebro) en una unidad del segundo nivel de atención. **Métodos:** Se realizó un estudio transversal, descriptivo, en un hospital de segundo nivel en Minatitlán, Veracruz. Se incluyeron 30 pacientes con diagnóstico clínico de EVC en quienes se midieron las siguientes variables: edad, sexo, tipos de EVC, comorbilidades, tiempo puerta al estudio tomográfico y tiempos en el proceso de atención, así como seguimiento del paciente durante los primeros 7 días del evento. **Resultados:** La media de edad fue de 66.2 ±, 15.6 (28 - 91) años. La mayor parte de los casos fueron del sexo masculino (63.3%). El tiempo promedio de la valoración médica y enfermería fue de 0.84±, 0.78 (0.10 – 3) horas y el tiempo puerta tuvo una media de 39.04 ± 41.01 (2 – 192) horas. **Conclusión:** El 100% de los pacientes no cumplió con el tiempo establecido por el PAI Código cerebro.

Palabras clave: Infarto Cerebral; hemorragia cerebral; hipertensión esencial; isquemia cerebral

.

Average door tomography time in patients with a clinical diagnosis of Estroke

Abstract

Introduction: Cerebral vascular disease (ACV) is the second cause of death worldwide, where two thirds are of ischemic origin, causing long-term disability. **Objective:** Assess adherence to the Comprehensive Care Protocol - cardiovascular diseases - Brain Code (PAI brain code). **Methods:** An observational, descriptive, prospective study was carried out where 30 patients with a clinical diagnosis of ACV who had a tomographic study were included; An instrument was designed to collect data and monitor the patient during the first 7 days of the event. **Results:** It was identified that time and adequate infrastructure are essential for the prognosis of patients. **Conclusions:** Early recognition of the clinical manifestations of ACV allows us to suspect, diagnose and provide timely and appropriate management, reducing the impact on the health and quality of life of the patient and their caregivers.

Keywords: *Cerebral Infarction: Cerebral Hemorrhage; Essential Hypertension; Brain Ischemia*

INTRODUCCIÓN

El EVC se caracteriza por una disfunción neurológica aguda que puede durar más de 24 horas y conducir a la muerte. Hay dos tipos principales de EVC dependiendo de la etiología: isquémico que se deriva de la oclusión del vaso sanguíneo que llega al cerebro o dentro del mismo debido a la formación de un trombo o un émbolo y hemorrágico que resulta de la ruptura de una arteria dentro (hemorragia intracerebral) o en la superficie (hemorragia subaracnoidea) del cerebro. (López Tapia et al., 2022).

A nivel mundial es la segunda causa de muerte y la primera causa de discapacidad en adultos, tiene una incidencia de 190 casos por 100 000 habitantes cada año, de los cuales el 44% tiene una dependencia funcional y 90% permanecen con secuelas. En las estadísticas del INEGI del 2019 se registraron 35 303 fallecimientos y para el año 2030 se espera un incremento del 44% y una discapacidad de 200 millones de individuos. En el Instituto Mexicano del Seguro Social (IMSS) se ha categorizado dentro de las 10 principales enfermedades crónicas. (PAI Código cerebro, 2022).

Existen factores de riesgo asociados al EVC, no modificables (edad, sexo y factores genéticos) y modificables (Hipertensión arterial sistémica, obesidad, apolipoproteína B aumentada, dislipidemia, tabaquismo, diabetes mellitus). La obesidad y la hipertensión arterial son los que más prevalecen (García González et al., 2022), con mayor distribución en hombres. (Choreño Parra et al., 2019).

Los síntomas asociados al EVC están relacionados con la debilidad motora de inicio repentino, que puede ser transitoria o no, en uno o más segmentos del cuerpo (cara, brazo, mano, pierna), la disfasia de inicio con pérdida sensorial en 2 o más segmentos del cuerpo, la hemianopsia o cuadrantanopsia de inicio repentino con pérdida visual transitoria en parte del campo visual (hemianopsia homónima o cuadrantanopsia), la pérdida de visión monocular de inicio repentino de pérdida visual monocular transitoria, así como el vértigo, la diplopía, la disartria y la ataxia (Tuna y Rothwell, 2021).

El diagnóstico clínico inicial se realiza en las unidades de primer nivel o áreas de triage de los servicios de urgencias (Calero Moscoso, 2023). En estas últimas áreas algunas instituciones aplican escalas pronosticas como la de Cincinnati con la cual se estima un 89% para la probabilidad de EVC; el porcentaje pronóstico disminuye de acuerdo a las características clínicas encontradas, así, por ejemplo, si solo se encuentra un signo disminuye la probabilidad al 72% (Mohamed et al., 2022). Otra escala para evaluar el déficit neurológico, es la conocida de NIHSS (National Institute of Health Stroke Scale), la cual se utiliza para determinar el tratamiento más adecuado, predecir la evolución y el pronóstico a corto y largo plazo (Ali Khan et al., 2022).

El diagnóstico de imagen por medio de la tomografía de cráneo simple, se considera el estudio de elección para EVC (Edzie et al., 2021), indicada dentro de los primeros 25 minutos del inicio de los síntomas, con una sensibilidad en las primeras 6 horas del 39% y una especificidad del 94% (PAI Código cerebro, 2022), al identificar cambios isquémicos cerebrales se aplica la escala tomográfica de ASPECTS con la cual se predice el pronóstico funcional y el riesgo de hemorragia cerebral en pacientes con EVC isquémico o determinar si es EVC hemorrágico o tejido cerebral normal; consta de 10 puntos, y cada región con cambios isquémicos equivale a 1 punto (Phipps y Cronin, 2020), una puntuación > 8 puntos es considerado óptimo para terapia fibrinolítica, una puntuación igual o menor a 7 puntos descarta la fibrinolisis (PAI Código cerebro, 2022).

A nivel mundial existen procesos de mejora para el diagnóstico y tratamiento oportuno, como el programa PAI Código Cerebro. La finalidad con dicho programa es homologar las acciones del personal médico en primer, segundo y tercer nivel de atención en el manejo de personas con EVC. Uno de sus indicadores es el tratamiento oportuno con base en terapia fibrinolítica intravenosa en los primeros 60 minutos de su ingreso al servicio de urgencias, prevenir y tratar complicaciones en las primeras 24 a 72 horas del EVC, implementar la rehabilitación temprana a partir de las primeras 48 horas y a largo plazo, estratificar antes del egreso el riesgo de recurrencia de EVC, contribuyen a reducir la morbimortalidad y lograr el bienestar de los derechohabientes; Se ha demostrado que los pacientes ingresados en una unidad hospitalaria con un equipo multidisciplinario especializado en EVC tienen menor días de hospitalización, mejor pronostico y dependencia física, que aquellas unidades que no lo tienen (PAI Código cerebro, 2022).

Debido a que existen pocos estudios actualizados sobre el cumplimiento de los indicadores del código cerebro, el objetivo del presente estudio, fue describir el comportamiento de dichos indicadores en una unidad de segundo nivel de atención.

MARCO TEORICO

El evento vascular cerebral se debe a trastornos que comprometen la vasculatura cerebral y que producen una disminución del flujo sanguíneo cerebral produciéndose daño cerebral, que puede ser transitorio o permanente, puede ocurrir de manera generalizada o focal, sin que exista otra causa aparente que el origen vascular. A su vez se puede subdividir: Evento vascular establecido donde el déficit neurológico persiste y dura más de tres semanas desde su instauración, dejando al paciente con secuelas neurológicas, Evento vascular estable: el déficit neurológico persiste sin modificaciones por 24 horas (en los casos de origen carotídeo) o 72 horas (en los casos de origen vertebrobasilar), luego evolucionando hacia un déficit neurológico reversible o a un evento vascular establecido y en evento vascular en evolución: el déficit neurológico aumenta y el cuadro empeora o aparece nueva clínica en 24 a 48 horas (López Tapia et al, 2022).

Los factores relacionados con el evento vascular hemorrágico incluyen los siguientes: Presión arterial alta no controlada, sobretratamiento con anticoagulantes, Aneurismas y malformaciones arteriovenosas, trauma, angiopatía amiloide cerebral, evento vascular isquémico con conversión hemorrágica. Lo más frecuente es dividirlos en dos grupos según el mecanismo, así, suele ser de tipo isquémico o hemorrágico: Isquémico (85% de los casos): Trombótico: Infarto lacunar: oclusión de vasos cerebrales pequeños ocluyendo la irrigación sanguínea de un volumen pequeño de tejido cerebral, Infarto de un gran vaso sanguíneo. Embólico: Cardioembólico: la embolia proviene del corazón, con frecuencia de la aurícula izquierda, Arteria-arteria, Criptogénico: la oclusión de un vaso intracraneal sin causa aparente- Hemorrágico: Intraparenquimatoso, Subdural, Epidural, Subaracnoideo (López Tapia et al, 2022).

La circulación cerebral está suplida por las arterias carótidas (que aportan alrededor de 80% de la perfusión cerebral total) y las vertebrales. La carótida común derecha emerge del tronco braquiocefálico, primera rama del cayado aórtico, mientras que la izquierda es rama directa del cayado. En el cuello, se dividen en las carótidas interna y externa, terminando su recorrido medial en las apófisis clinoides anterior, en donde se divide en 3 ramas importantes para la circulación cerebral: arteria cerebral anterior, media y comunicante posterior, formando así la circulación anterior. Entre 0.5 y 3% de los accidentes vasculares cerebrales isquémicos ocurren en el territorio de la arteria cerebral anterior, 5 a 10% en el de la arteria cerebral posterior y el 50-80% ocurren en el territorio de la arteria cerebral media (Pineda y Tolosa, 2022).

La arteria cerebral media es la arteria más común involucrada en el accidente cerebrovascular agudo. Estos vasos proporcionan suministro de sangre a partes de los lóbulos frontal, temporal y parietal del cerebro, así como a estructuras más profundas, incluido el caudado, la cápsula interna y el tálamo (Nogles y Galuska, 2022).

Después de un accidente cerebrovascular isquémico agudo, el proceso inflamatorio evoluciona en tres etapas: La fase aguda en las primeras horas después del inicio del accidente cerebrovascular, durante la cual la microglía/macrófagos limpian las células necrosadas y se ha descrito una primera entrada de leucocitos, principalmente neutrófilos. La fase subaguda durante los primeros días después del insulto isquémico, asociada con una resolución del proceso inflamatorio y la fase tardía, en la que las células inflamatorias contribuyen a los procesos reparadores astrocíticos y microgliales (Jurcau y Simion, 2021).

Los síntomas esperados en un paciente con evento vascular cerebral son: Debilidad motora de inicio repentino, transitoria en uno o más segmentos del cuerpo (cara, brazo, mano, pierna). Disfasia de inicio con pérdida sensorial en dos o más segmentos del cuerpo (cara, brazo, mano o pierna). Hemianopsia o cuadrantanopsia de inicio repentino con pérdida visual transitoria en parte del campo visual (hemianopsia homónima o cuadrantanopsia). Pérdida de visión monocular de inicio repentino de pérdida visual monocular transitoria. Vértigo, diplopía, disartria y ataxia (Tuna y Rothwell, 2021).

La tomografía de cráneo simple es el estudio de imagen de elección para los eventos vasculares cerebrales, es capaz de diagnosticar y distinguir con precisión entre un accidente cerebrovascular isquémico y un accidente cerebrovascular hemorrágico. La fase aguda y crónica que puede desarrollarse después de una secuencia de accidente cerebrovascular está claramente definida por la tomografía a pesar de muchas mejoras en la tecnología de resonancia magnética, y es la más utilizada para la evaluación debido a su rápida adquisición de imágenes y su disponibilidad en la mayoría de las prácticas radiológicas (Edzie et al, 2021).

Su sensibilidad para la hemorragia, rápida adquisición y amplia disponibilidad lo convierten en el primer estudio ideal. La angiografía por tomografía computarizada, el estudio de seguimiento más común después de la tomografía computarizada de cabeza sin contraste se usa principalmente para identificar oclusiones de vasos grandes intracraneales y enfermedad de la arteria carótida cervical o vertebral. La angiografía por tomografía computarizada es muy sensible y puede mejorar la precisión de la selección de pacientes para la terapia endovascular a través de delineaciones del núcleo isquémico. Las imágenes por resonancia magnética y la angiografía por resonancia magnética pueden proporcionar información valiosa para el pronóstico de los resultados, así como para la etiología del accidente cerebrovascular (Czap y Sheth, 2021).

El área de los ganglios basales, que se encuentra bajo el territorio de la arteria cerebral media, es la localización anatómica más común de eventos de ictus en nuestro medio, seguida del lóbulo parietal y luego del lóbulo frontal. Conocer las ubicaciones anatómicas de estos eventos de accidente cerebrovascular tiene un impacto en el tipo de manejo necesario, especialmente en las primeras etapas de estos eventos. Los hombres sufren significativamente más accidentes cerebrovasculares en los ganglios basales, mientras que los accidentes cerebrovasculares localizados en la protuberancia se observaron con mayor frecuencia en las mujeres (Hadijat et al, 2020).

Existen dos terapias principales para el accidente cerebrovascular isquémico: la trombólisis y la trombectomía. Sin embargo, sus aplicaciones en la práctica clínica aún son muy limitadas debido a la corta ventana de tratamiento (Bao et al, 2022).

Los fármacos fibrinolíticos, anticoagulantes y antiplaquetarios son las tres principales opciones para combatir las enfermedades trombóticas, funcionan mediante la eliminación respectiva de la red de fibrina, la inhibición de la cascada de coagulación y la activación plaquetaria (Xu et al, 2021).

El activador de plasminógeno tisular (rTPA) es un medicamento de aplicación intravenosa que actúa mejorando la conversión del plasminógeno inactivo a plasmina activa, lo que a su vez ocasiona lisis de los coágulos de fibrina con la intención de restablecer la perfusión sanguínea cerebral (Coronel et al, 2020).

Indicaciones	Contraindicaciones absolutas	Contraindicaciones relativas
– Mayores de 18 años – Diagnóstico de IC causante del déficit neurológico – Inicio de síntomas menor de 4.5 hora – Firma de consentimiento informado	– TAC muestra infarto multilobar (hipodensidad >1 hemisferio cerebral) – Trauma craneal o EVC en previos 3 meses – Cirugía craneal o espinal en 3 meses previos – Síntomas sugestivos de hemorragia subaracnoidea – Crisis convulsiva al inicio y sospecha de déficit residual – Síntomas menores y aislados (NIHSS* menor a 4 – Presión arterial sistólica > 185 mmHg y diastólica >110 mmHg persistente – Historia de hemorragia cerebral previa – Evidencia de sangrado activo o trauma activo en exploración física – Toma anticoagulantes orales con INR mayor a 1.7 – Si usó heparina en previas 48 horas, TTP anormal – Plaquetas menores de 100 000/mm3 – Glucosa menor de 50 mg/dL y mayor de 400 mg/ – Punción arterial en sitio no-compresivo en siete d previos – Uso de inhibidores del factor Xa en las últimas 48 horas – Neoplasia intracraneal maligna, malformación art venosa o aneurisma cerebral – Pancreatitis aguda	– Síntomas están remitiendo espontáneamente en infarto moderado – Cirugía mayor 14 días previos – Infarto agudo al miocardio 3 meses previos – Embarazo – Hemorragia gastrointestinal o urinaria en 21 días previos – Trauma extracraneal mayor en los últimos 14 días – Sospecha de disección arterial – Sospecha de endocarditis bacteriana – Edad mayor de 80 años – Escala de NIHSS mayor de 25

Terapia endovascular (TEV)

Indicaciones

–Menos de 6 horas de evolución

– Mayores de 18 años

– Escala de NIHSS mayor de 6 puntos (moderado a severo)

– Escala de Rankin previo a EVC menor a 2 (estado funcional adecuado previo al EVC).

– Escala de ASPECT mayor a 6 (infarto moderado por imagen)

– Oclusión de arterias proximales demostrada en angio-tomografía o angio-resonancia

TERAPIA FIBRINOLÍTICA

Tabla 1. Indicaciones y contraindicaciones de terapia fibrinolitica.

Fármaco	Inicio de acción	Duración del efecto	Dosis	Contraindicaciones	Efecto adverso
Ácido acetilsali-cílico	Iniciar 24 horas posterior a EVC	Suspender 7 días antes de cirugía programada	80 a 325 mg/día	Hipersensibilidad al fármaco, úlcera péptica o gastritis activas, hipoprotrombinemia.	Prolongación del tiempo de sangrado, tinnitus, pérdida de la audición, náusea, vómito, hemorragia gastrointestinal, hepatitis, equimosis, exantema, asma, reacciones de hipersensibilidad
Clopido-grel	Iniciar 24 horas posterior a EVC	Suspender 7 días antes de cirugía programa día	Dosis de carga de 150mg, continuar 75 mg cada 24horas	Hipersensibilidad al fármaco, hemorragia activa e insuficiencia hepática.	Diarrea, sangrado gastrointestinal, trombocitopenia
Aceno-cumarina	3-4 días hasta INR óptimo.	Depende de control de INR en rango.	Iniciar al 4to a 7mo día en EVC cardioe	Hipersensibilidad al fármaco, lactancia, tuberculosis, hemorragia activa.	Aumento de transaminasas séricas, hemorragia.

			mbólico . Meta INR 2.5-3.5		
Rivaro-xabán	A las 24hrs	24hrs.	20 mg oral cada 24hrs en EVC cardioe mbólico con contrain dicación para acenocu marina.	Hipersensibilidad al fármaco y pacientes con hemorragia activa, clínicamente significativa, como hemorragia intracraneal, hemorragia digestiva, Insuficiencia renal.	Hepatopatía, aumento de DHL y fosfatasa alcalina, mareo, cefalea, síncope, falla renal, prurito, exantema, urticaria, hemorragia después de intervención, hemorragia del tubo digestivo y del aparato reproductor, hematuria, epistaxis
Atorvas -tatina	1-2 horas	14 horas	40-80 mg/dl	Hipersensibilidad al fármaco, embarazo, lactancia y enfermedad hepática activa, insuficiencia renal en tratamiento sustitutivo	Molestias gastrointestinales, cefalea, mialgias, astenia, insomnio.

Fuente: Grupo de Trabajo Código Cerebro, 2020

En México, los casos reportados con trombólisis exitosa son sólo el 5%. En este caso de éxito, la adecuada actuación en el Servicio de Urgencias de primer contacto impactó de manera positiva en el pronóstico de la paciente, ya que el diagnóstico oportuno y la administración de rTPA (activador tisular del plasminógeno) evitó secuelas importantes y consiguió una mejor calidad de vida, la cual se ve disminuida hasta en 70% de los pacientes que sufren un evento vascular cerebral (Romero et al, 2018).

Se ha demostrado que la trombectomía mecánica se asocia con mejores resultados funcionales para pacientes con accidente cerebrovascular isquémico agudo que presentan circulación anterior proximal, oclusión de grandes vasos y tejido cerebral recuperable (Almallouhi et al, 2021)

Las hemorragias cerebrales tienen diversas causas de aparición, como trauma craneoencefálico, hipertensión o tumores intracraneales. En general, se suelen dividir en cinco tipos de hemorragias, dependiendo principalmente de la zona donde se produzcan: Hemorragia Epidural, Hemorragia Subdural, Hemorragia Subaracnoidea, Hemorragia Intracerebral y Hemorragia Intraventricular (Solorio et al, 2021).

El tratamiento neuroquirúrgico se puede considerar en pacientes con Hemorragia intracraneal supratentorial que presenten deterioro neurológico, coma, desviación significativa de la línea media o presión intracraneal elevada refractaria al tratamiento médico. El objetivo es descomprimir el cerebro y reducir el impacto del efecto de masa, el edema maligno y los subproductos tóxicos de la sangre (Man et al, 2021).

La valoración inicial de un paciente con datos de alteración neurológica se debe realizar de primer contacto en el área de triage, se realiza el proceso de valoración clínica preliminar, que permite priorizar y clasificar la necesidad de atención médica del paciente, tiene cinco clases (colores) de pacientes atendiendo a la gravedad del motivo de atención médica: reanimación, emergencia, urgencia, urgencia menor y sin urgencia. Privilegiando la atención a urgencias reales o verdaderas. Tiempo puerta-aguja: es el tiempo que abarca desde el inicio de los síntomas de evento vascular cerebral hasta el inicio de la terapia fibrinolítica (Phipps y Cronin, 2020).

El accidente cerebrovascular isquémico agudo y la hemorragia intracerebral no pueden distinguirse clínicamente, y el tratamiento con trombolíticos es eficaz en el primero y perjudicial para el segundo. Por lo tanto, a todos los pacientes con sospecha de evento vascular isquémico se debe realizar una tomografía computarizada de cabeza sin contraste para el tratamiento inicial. La tomografía debe realizarse dentro de los 20 minutos posteriores a la llegada del paciente. Si no retrasa la trombólisis intravenosa, se deben realizar imágenes vasculares intracraneales no invasivas en pacientes que cumplen los criterios para la recuperación de coágulos endovasculares. Para los cambios isquémicos tempranos en una tomografía computarizada se ha utilizado la Score ASPECTS; es una escala tomográfica semicuantitativa desarrollada para optimizar la identificación de los cambios isquémicos cerebrales en la ventana de tres horas de la trombólisis intravenosa con activador tisular plasminógeno recombinante. Predice el pronóstico funcional y el riesgo de hemorragia cerebral. La escala tomográfica de ASPECT evalúa los cambios isquémicos en territorio de la circulación cerebral anterior, consta de 10 puntos, por cada región que muestre cambios isquémicos se disminuye un punto, a mayor puntuación mayor grado de isquémica cerebral (Phipps y Cronin, 2020).

Existen escalas para la identificación del paciente y lograr que reciba el tratamiento correcto más rápidamente, la Escala de accidente cerebrovascular de los Institutos Nacionales de Salud (NIHSS), Los Ángeles Motor Scale (LAMS), La herramienta de detección de la visión, la afasia y la negligencia (VAN) tenían el mejor valor predictivo para la detección oportuna (Phipps y Cronin, 2020).

Otras escalas a realizar a su llegada al triage prehospitalario: la escala de accidentes cerebrovasculares de 3 ítems (3I-SS), la Escala de gravedad de accidentes cerebrovasculares prehospitalarios de Cincinnati, FAST, Texas Stroke Intervention Prehospital Stroke Severity Scale, Melbourne Ambulance Stroke Screen, Medic Prehospital Assessment for Code Stroke, Ontario Prehospital Stroke Screening, RACE y ROSIER (Teleb et al, 2017).

La escala de accidente cerebrovascular prehospitalario de Cincinnati con una puntuación de 3, evalúa asimetría facial, descenso del brazo y lenguaje anormal, es una herramienta de detección fácil y confiable para clasificar a los pacientes con accidentes cerebrovasculares isquémicos y oclusión de grandes vasos, sin pasar por un centro primario de accidentes cerebrovasculares, sin aumentar significativamente la frecuencia de imitadores de accidentes cerebrovasculares (Mohamed et al, 2022).

La escala de NIHSS del inglés National Institute of Health Stroke Scale, es una escala para evaluación cuantitativa del déficit neurológico tras un accidente vascular cerebral agudo, empleada para medir el deterioro de los pacientes con EVC, determinar las exploraciones y tratamiento más adecuados, y predecir la evolución del paciente, es una herramienta de pronóstico a corto y largo plazo (Ali et al, 2022)

La escala motora de Los Ángeles (LAMS): pertenece a la escala más predictiva, requiere la evaluación de solo tres síntomas motores (paresia facial, fuerza del brazo y fuerza de prensión), se consideraron los siguientes factores: 1. puntaje LAMS (puntaje de corte de 4); 2. tiempos de inicio de los síntomas de 8 h o menos o presencia de accidente cerebrovascular y 3. aspectos de la calidad de vida, como condiciones comórbidas graves y dependencia grave previa al accidente cerebrovascular (Behnke et al, 2021).

La escala de evaluación de la visión, afasia y negligencia para accidentes cerebrovasculares con oclusión de grandes vasos: se probó inicialmente en un pequeño estudio donde las enfermeras del departamento de emergencias (ED) fueron capacitadas para realizar la evaluación de VAN en pacientes con código de accidente cerebrovascular (Navalkele et al, 2020).

Diagnóstico clínico de infarto cerebral a su llegada al triage: Reconocimiento de los síntomas y signos de la enfermedad, aplicando la escala de Cincinnati, Si alguno de los tres signos clínicos es anormal (asimetría facial, descenso del brazo o lenguaje alterado), la probabilidad de EVC es de 72%, si los tres signos se encuentran alterados la probabilidad aumenta a 89%. Por la importancia del tiempo de inicio de síntomas se recomienda lo siguiente: Si el tiempo en que empezaron los síntomas no está claro, empezar a contar desde la última vez en que observaron al paciente normal. Si el paciente despertó con los signos o síntomas, se empieza a contar desde la hora a que se fue a dormir. Si los síntomas son intermitentes, se empieza a contar desde la última vez que empezaron. Interrogar de manera dirigida sobre factores de riesgo cardiovasculares e interrogar antecedentes como trauma o cirugía, sangrado gastrointestinal o urinario recientes o activos que contraindiquen TF. Al estabilizar al paciente se debe realizar exploración general y neurológica rápida para buscar alteración de funciones mentales, nervios craneales, fuerza muscular, sensibilidad o cerebelo. Los pacientes con estado confusional sin alteraciones focales o que presentan vértigo aislado o cefalea tienen baja probabilidad de EVC. Identificar los datos clínicos de mal pronóstico como: paciente en coma, con desviación de la mirada, sin respuesta verbal y con debilidad severa de la mitad del cuerpo, lo que determina clínicamente un infarto extenso. En estos casos está contraindicada la TF intravenosa. Es importante realizar diagnóstico diferencial con la historia clínica y la tomografía, para descartar patologías simuladoras de Infarto Cerebral (hemorragia intracraneal, neoplasias de sistema nervioso, hipoglicemia, crisis convulsivas, trastornos psiquiátricos, entre otros) (PAI Código cerebro, 2022).

Diagnóstico por imagen de Infarto Cerebral. La tomografía computarizada simple de cráneo es indispensable para descartar EVC hemorrágico antes de dar

TF a un paciente, su sensibilidad para Infarto Cerebral en las primeras 6 horas es de 39% y la especificidad de 94%, por lo que permite descartar el diagnóstico de HI. La TAC perfusión y RM son más sensibles y se recomiendan si están disponibles, pero no deben retrasar el inicio del tratamiento. Pacientes con diagnóstico clínico de IC, se debe realizar en menos de 25 minutos la TAC para descarta HI y con realizar la escala de ASPECT para valorar la severidad del IC (Escala 5), si es > 8 puntos se deben considerar para TF. Una escala de ASPECT igual o menor a 7 puntos habla de un infarto extenso se debe evitar la TF. Así como también la presencia de HI, hemorragias antiguas u otra alteración estructural que explique los síntomas del paciente (PAI Código cerebro, 2022).

Hallazgos tomográficos de mal pronóstico (signos tempranos de un IC extenso y contraindicación de TF: 1. Signo de la ACM hiperdensa (A) 2. Hipodensidad del núcleo lenticular. 3. Borramiento de la ínsula. 4. Borramiento de los surcos de más de un tercio del hemisferio cerebral (B). 5. Pérdida de la diferenciación entre la sustancia gris y la sustancia blanca en más de un tercio del territorio de la arteria cerebral media (B) (PAI Código cerebro, 2022).

Tratamiento con terapia fibrinolítica (TF) en pacientes con Infarto Cerebral. El fármaco aprobado, utilizado y disponible en el instituto para TF es Alteplasa. Es importante tomar en consideración lo siguiente: 1. El tiempo puerta-aguja debe ser menor a 60 minutos (cada minuto optimizado se correlaciona con menor discapacidad residual). 2. Los resultados de estudios de laboratorio o estudios especiales no deben retrasar el inicio del tratamiento. 3. En pacientes con antecedente de tratamiento con anticoagulantes orales, sospecha de trombocitopenia o trastorno de la coagulación, se debe realizar previamente biometría hemática para cuenta plaquetaria o tiempos de coagulación, según sea el caso. 4. Vigilar estrechamente durante la administración de la TF, suspender inmediatamente la infusión del fármaco y realizar TAC de cráneo urgente ante los siguientes signos y síntomas de alerta graves: Reacción anafiláctica. Cefalea severa (intensa). Aumento de 4 puntos la escala de NIHSS. Deterioro del estado de alerta. 5. El paciente debe permanecer bajo vigilancia estrecha durante las primeras 24 horas de inicio de TF, Monitoreo de PA cada 15 minutos durante la primera hora y posteriormente cada 30 minutos durante las siguientes 5 horas, posteriormente, la frecuencia es horaria durante 24 horas. En caso de PAS > 180 o PAD > 105 mmHg aumentar la frecuencia de monitoreo y administrar antihipertensivos parenterales. En caso de hipotensión arterial administrar vasopresores para mantener en metas la presión de perfusión cerebral. 6. Cumplidas 24 horas desde la administración de TF, se recomienda realizar TAC de cráneo en fase simple y previamente a la indicación de antiagregantes (PAI Código cerebro, 2022).

Tratamiento adyuvante y metas de control debe estar enfocado en restaurar el flujo sanguíneo cerebral y minimizar la zona de infarto, de tal manera que las medidas primarias están basadas en posición de la cabeza a 30 grados durante las primeras 48 horas, Mantener la Presión de Perfusión Cerebral mayor de 65 mmHg. El cerebro tiene sus mecanismos de autorregulación con límite de 60 a 180 mmHg, Mantener oxigenación con SpO2 > 94%, Mantener niveles de paCO2 entre 35 y 40 mmHg. En caso de edema cerebral severo mantener entre 30 y 35 mmHg (solo como medida mediata ya que el efecto dura unos minutos), Manejo de líquidos con el volumen intravascular adecuado mediante solución isotónica como cloruro de sodio al 0.9% con un aporte de 30 ml/kg de peso, con un objetivo de presión venosa central de 5 a 10 mmHg; evitar la sobrecarga, Indicar antiepilépticos solo si hay presencia de crisis convulsivas (no se indica como preventivo), Temperatura: medios físicos y paracetamol 500 a 1000 mg cada 8 horas si es > 37.5°C, Glucemia cada 2-4 horas: Tratar valores de glucemia > 180 mg/dl con insulina y corregir la hipoglucemia (< 50 mg/dl) con dextrosa intravenosa o infusión de glucosa al 10-20%, Realizar intubación para ventilación mecánica si el paciente presenta compromiso respiratorio o Escala de Coma de Glasgow menor a 8, Evaluación de disfagia y broncoaspiración, valorar colocación de sonda previo a TF pero sin retrasar el tiempo de la administración, Prevenir el desarrollo de edema cerebral: evitar soluciones hipo osmolares, hipertermia, hipoxia, hipercapnia. Si el edema produce deterioro neurológico iniciar tratamiento con manitol o soluciones hiperosmolares, Iniciar dieta idealmente entre el 2° y 4° día, previa prueba de deglución y valoración por nutrición, Evitar en lo posible fármacos depresores del sistema nervioso central (neurolépticos, benzodiacepinas, barbitúricos), prevención, vigilancia y tratamiento precoz de infecciones asociadas a los cuidados de la salud, prevenir trombosis venosa con uso de vendas elásticas y enoxaparina subcutánea, movilización del paciente de acuerdo a su condición clínica y escala de riesgo para úlceras por presión, protección gástrica con omeprazol, rehabilitación física temprana si no existen contraindicaciones (PAI Código cerebro, 2022).

El pronóstico de vida y la disminución de secuelas neurológicas posteriores a un evento vascular cerebral puede mejorar con planes de atención integral. La edad avanzada, el sexo femenino, el menor nivel educativo, la mayor discapacidad, la ansiedad y la depresión se asocian con una calidad de vida deficiente, no realizar un veraz y adecuado interrogatorio repercutirá en la dependencia funcional de pacientes que padezcan un evento vascular cerebral (Orman et al, 2022).

METODOLOGIA

En este libro se describe como se realizó un estudio observacional, descriptivo, prospectivo, donde se incluyeron todos los pacientes derechohabientes que acudieron al servicio de urgencias, en el periodo de octubre 2023 a marzo 2024, hombres y mujeres mayores de 20 años, el tamaño de la muestra fue de 30 pacientes a quienes se les aplicaron las escalas prehospitalarias NIHSS y Cincinnati para reunir el puntaje de diagnóstico probable de EVC, confirmado posteriormente con TAC de cráneo. Todos los pacientes y familiares responsables aceptaron participar en el estudio mediante un consentimiento informado, se excluyeron aquellos con otras patologías de origen neurológico, se estudiaron las variables edad, sexo, tipos de EVC, comorbilidades, tiempo puerta al estudio tomográfico y tiempos en el proceso de atención, así como seguimiento del paciente durante los primeros 7 días del evento. Se aplicó un instrumento el cual fue elaborado y evaluado en su contenido por un médico urgenciólogo, un epidemiólogo y un médico familiar. El análisis estadístico se realizó utilizando el programa SPSS versión 25, donde se obtuvieron frecuencias simple y absoluta, media y desviación estándar.

RESULTADOS

El tamaño de la muestra total del estudio fue de 30 pacientes; La media de edad fue de 66.17 ±, 15.545 (28 - 91) años. En relación con el sexo 19 (63.3%) fueron hombres y 11 (36.7%) fueron mujeres. Como causa de riesgo cardiovascular se identificó el tabaquismo en seis (20%) pacientes, el consumo de alcohol en tres (10%) pacientes y sedentarismo en los 30 (100%) pacientes. De las comorbilidades asociadas al EVC la hipertensión arterial sistémica en 23 (76.7%) pacientes fue la principal enfermedad relacionada, seguida por la diabetes mellitus tipo 2 en 18 (60%) pacientes, dislipidemia 14 (46.7%) pacientes, cardiopatías tres (10%) pacientes, arritmias en dos (6.7%) pacientes, antecedentes de EVC seis (20%) pacientes.

Tabla 1. Distribución de grados antropométricos según el IMC

Grados	*Frecuencia*	*Porcentaje*
Bajo peso	1	3.3 %
Peso normal	12	40 %
Sobrepeso	9	30 %
Obesidad Grado l	4	13.3 %
Obesidad Grado ll	3	10 %
Obesidad Grado lll	1	3.3%

En los resultados obtenidos del IMC el porcentaje más alto en relación con el peso fue un peso normal 12 (40%) pacientes, seguido de sobrepeso en nueve (30%) pacientes.

Figura 1. Escala de Cincinnati

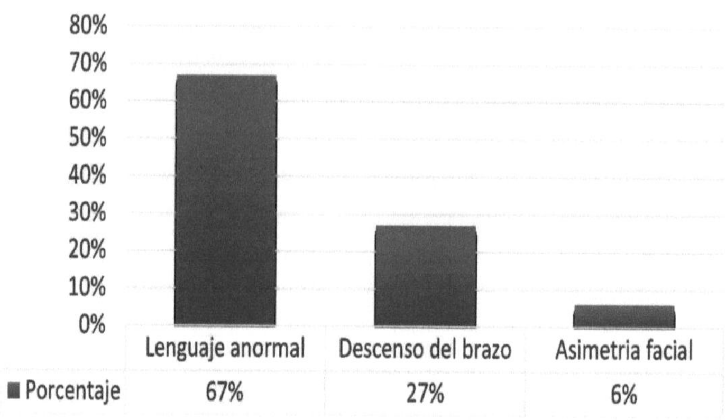

De acuerdo con la escala de Cincinnati la probabilidad de EVC en 86% se encontró en 19 (63.3%) pacientes, del 73 al 85% de probabilidades de EVC en ocho (26.7%) pacientes y 72% de probabilidades de EVC en dos (6.7%) pacientes.

Tabla 2. Escala de Evaluación Neurológica NIHSS

NIHSS	Dia 1	Dia 2	Dia 3	Dia 4	Dia 5	Dia 6	Dia 7
Leve	2	2	3	3	4	5	4
Leve a moderado	9	8	5	7	8	9	9
Moderado a grave	14	15	18	17	13	9	9
Muy grave	5	5	3	2	2	2	2
Egresos	0	0	1	1	3	5	6

La escala de NIHSS obtuvo que el EVC moderado a grave (11-20 puntos) se presentó en 14 (46.7%) pacientes, EVC leve a moderado (5-10 puntos) en nueve

(30%) pacientes. Se determinó que el día 3 es el más crítico, ya que se obtuvo un incremento en la escala de evaluación neurológica, encontrando un NIHSS moderado a grave en 18 (60%) pacientes, con un descenso en los días 6 y 7 con un NIHSS de moderado a grave en solo nueve (30%) pacientes, y leve a moderado en nueve (30%) pacientes.

Al realizar la TAC Cráneo simple se encontró el diagnóstico de EVC Isquémico en 24 (80%) pacientes, EVC Hemorrágico en cinco (16.7%) pacientes, Isquemia cerebral transitoria en un (3.3%) paciente.

Figura 2. Escala tomográfica Cuantitativa de ASPECT

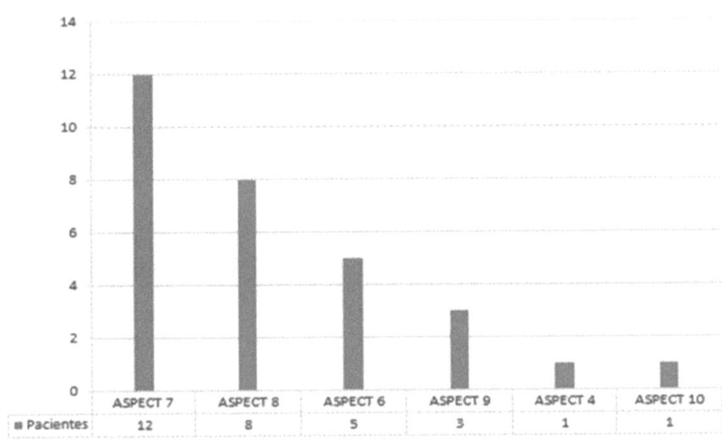

Al aplicar la escala tomográfica de ASPECT donde se evaluaron cambios isquémicos en la circulación cerebral anterior encontramos que el puntaje más frecuente fue de 7 en 12 (40%) pacientes, seguido de un puntaje de 8 en ocho (26.7%) pacientes y un puntaje de 6 en cuatro (16.7%) pacientes.

En cuanto a la atención médica inicial en primer contacto, fue realizada por el médico general con una frecuencia en 15 (50%) pacientes, seguida del médico urgenciólogo en 13 (43.3%) pacientes y medico familiar en dos (6.7%) pacientes.

En la valoración por especialidades desde la atención inicial, por el servicio de medicina interna se realizó en los 30 (100%) pacientes, observando la valoración más temprana a las 3 horas en un (3.3%) paciente y la más tardía a las 96 horas en un (3.3 %) paciente. En cuanto a la valoración por neurología fue realizada en cinco (16.7%) pacientes, las más temprana fue a las 15 horas en un (3.3%) paciente y la más tardía a las 48 horas en un (3.3%) paciente. Por la especialidad de Neurocirugía fueron valorados cuatro (13.3%) pacientes, con atención temprana a las 72 horas en un (3.3%) paciente y tardía a las 120 horas en un (3.3%) paciente.

En relación con la congruencia clínico/diagnostica y de tratamientos apegadas al PAI código cerebro no fueron utilizados los antihipertensivos correspondientes en los 30 (100%) pacientes. Sin embargo, en 12 pacientes se emplearon otros tipos de antihipertensivos donde el uso más frecuente fue la combinación de ARA ll más Calcioantagonistas en cuatro (13.3%) pacientes, como antihipertensivo único IECA en cuatro (13.3%) pacientes, ARA 2 en tres (10%) pacientes y Calcioantagonistas en un (3.3%) paciente. En cuanto a la terapia antiagregante plaquetaria se manejaron con ASA 11 (36.7%) pacientes y Clopidogrel a 16 (53.3%) pacientes. En el tratamiento con Estatinas se utilizó Atorvastatina en 24 (80%) pacientes.

El apego a los criterios del PAI código cerebro en el total de los 30 (100%) pacientes, en ninguno se aplicó lo estipulado en el algoritmo.

Tabla 3. Tiempo de abordaje en urgencias de pacientes con EVC

	Código cerebro	Tiempo Mínimo	Tiempo Máximo
Ingreso inmediato	0-5 minutos	22 minutos	96 horas
Valoración médica y de enfermería	0-10 minutos	10 minutos	3 horas
Imagenología	0-25 minutos	2 horas	192 horas

En cuanto el tiempo de arribo del paciente al servicio de urgencias para atención inicial, la media del tiempo fue de 21.10 ± 25.62 (0.22 – 96) horas. La valoración médica y por enfermería con una media de tiempo 0.84 ± 0.78 (0.10 – 3) horas. La realización de la TAC cráneo tuvo una media de 39.04 ± 41.01 (2 – 192) horas. Según los tiempos encontrados, la evaluación y administración de trombólisis queda fuera de ventana.

Encontramos que 28 (93.3%) pacientes presentaron secuelas posteriores al EVC, donde en mayor frecuencia se presentó la disartria en 27 (90%) pacientes, la parálisis facial en 23 (76.7%) pacientes, la hemiplejia en 18 (60%) pacientes, la afasia de Broca en 14 (46.7%) pacientes, la hemiparesia en 12 (40%) pacientes, la disfagia en 8 (26.7%) pacientes, la espasticidad en 5 (16.7%) pacientes, la pérdida del equilibrio en 5 (16.7%) pacientes, las convulsiones en 3 (10%) pacientes, afasia de Wernicke en 2 (6.7%) pacientes, incontinencia en 2 (6.7%) pacientes.

En el seguimiento a 3 meses de la evolución de las secuelas, encontramos 4 subgrupos de pacientes posteriores al EVC.

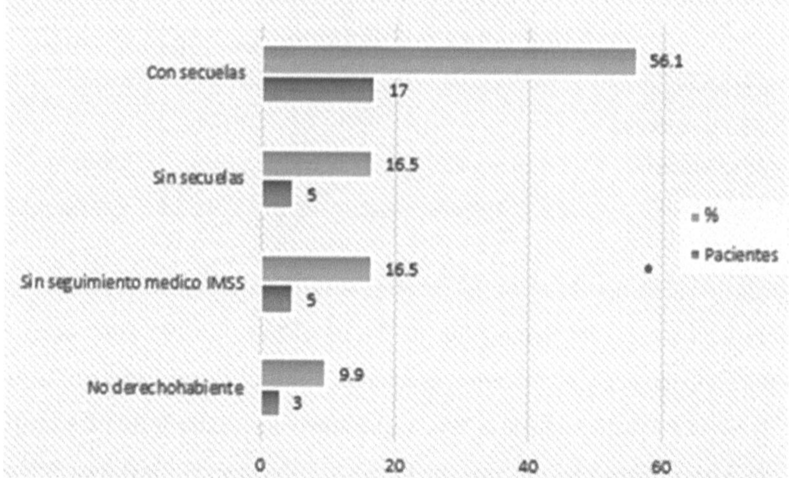

Los pacientes que no continuaron a tratamiento y seguimiento en la institución, ya que optaron por continuar manejo de manera privada, fueron cinco (16.5%) pacientes, otros durante el seguimiento perdieron vigencia ante el hospital, los cuales fueron tres (9.9%) pacientes.

Tabla 4. Porcentaje de secuelas presentadas durante 3 meses posteriores a EVC.

Secuela	Pacientes	%
Disartria	9	29.7
Dislalia	1	3.3
Disfagia	2	6.6
Afasia	5	16.5
Hemiplejia	9	29.7
Hemiparesia	1	3.3
Disfunción eréctil	1	3.3
Incontinencia urinaria	1	3.3
Convulsiones	2	6.6
Espasticidad	3	9.9
Parálisis facial	7	13.2

En uno de los subgrupos, representado por 17 (56.1%) pacientes, encontramos que la disartria y la hemiplejia persistieron en nueve (29.7%) pacientes, mientras que la parálisis facial persistió en 7 (13.2%) pacientes. Además, existen pacientes que permanecen con dependencia funcional, de los cuales el uso de bastón se representa en 2 (6.6%) pacientes, el apoyo en silla de ruedas en 3 (9.9%) pacientes y la incontinencia urinaria con uso de sonda Foley en un (3.3%) paciente.

También observamos que hay pacientes que, a pesar del manejo por medicina física y rehabilitación en conjunto por la especialidad de medicina Interna, no fue posible la reintegración a sus actividades diarias. En este subgrupo de 17 pacientes, realizaron el trámite de pensión cuatro (13.2%) pacientes, se reintegraron a laborar dos (6.6%) pacientes, con incapacidad temporal tres (9.9%) pacientes, desempleados un (3.3%) paciente, y en el transcurso de los tres meses a pesar de un seguimiento médico fallecieron dos (6.6%) pacientes.

DISCUSIÓN

El EVC es considerado como una emergencia neurológica, a nivel mundial cada año fallecen alrededor de 6 millones de personas; es causada por la pérdida del equilibrio entre el aporte y el consumo de oxígeno (Figueroa Casanova et al., 2022), de etiología en el 80% de los casos de origen isquémico, de causa trombótica, embólica o hemodinámica, provocando daño cerebral, transitorio o permanente y de manera generalizada o focal (López Tapia et al, 2022).

En un estudio realizado en el HGZ 1 en Aguascalientes, Villagrana Gutiérrez y Machuca Loeza (2023), encontraron que el 65.3 % de pacientes con EVC lo representan las mujeres y el 34.7 % corresponde a hombres, a diferencia de nuestro estudio donde encontramos que el sexo de mayor predisposición son los hombres, pero en otro estudio de la misma universidad, ahora en el HGZ 2 Aguascalientes, Aguilar Soto y Ornelas Segovia (2023), también encontraron a las mujeres en un 58%, esto se debe a una disfunción endotelial desencadenada por una cascada inflamatoria de factores protrombóticos y vasoconstricción, posteriores a la menopausia, ya que el endotelio es sensible a las propiedades vasodilatadoras de los estrógenos, y cuando estos niveles disminuyen con en el tiempo, hay rigidez arterial y enfermedad ateroesclerótica, aumentando el riesgo cardiovascular en la mujer.

Para la Organización Mundial de la Salud es la segunda causa de muerte en la población mayor de 60 años, con una prevalencia mundial en personas de 55 a 65 años en el 11% y aumenta a 22% entre los 65 y 69 años, 28% entre 70 y 74 años, 32% entre 75 y 79 años, 40% entre 80 y 85 años y 43% en mayores de 85 años (González Piña y Landinez Martínez, 2016).

Villagrana Gutiérrez y Machuca Loeza (2023), encontraron que la media de edad de presentación en las mujeres es alrededor de los 63.80 años y en los hombres 62.87 años, resultados que coinciden con nuestro estudio, ya que la edad de presentación más frecuentes fue alrededor de la sexta década de la vida.

González Piña y Landinez Martínez (2016) en una encuesta aplicada sobre prevalencia en pacientes mayores de 65 años mostraron tasas que oscilaron entre 65 y 91 por cada 1 000 habitantes y su ensayo clínico INTERSTROKE, observaron que existen 10 factores de riesgo vasculares donde la hipertensión arterial, tabaquismo, índice cintura-cadera, dieta poco saludable, inactividad física, diabetes mellitus, consumo de alcohol, estrés psicosocial, patología cardíaca y la relación apolipoproteínas B/A1, son responsables de aproximadamente 90% del riesgo total de casos de EVC.

Figueroa Casanova et al. (2022), en su estudio descriptivo encontraron a la hipertensión arterial en un 68.42%, seguida por el tabaquismo con un 34.21% y en tercer lugar la dislipidemia y la fibrilación auricular con un 28.94%. En su mismo estudio encontraron que en Estados Unidos se encontró a la hipertensión arterial, el tabaquismo y el alcoholismo, los cuales coinciden con los encontrados en este estudio, en el cual la hipertensión arterial fue el principal factor de riesgo.

Todos los pacientes que acudieron al hospital donde se realizó el presente estudio con un probable EVC fueron clasificados en el área de triage, donde se utilizó la escala prehospitalaria de Cincinnati, siendo positiva en el total de los pacientes, corroborando que la debilidad de la cara, los brazos y la dificultad del habla pueden ser evaluadas con alta confiabilidad por el mismo paciente, familiar, personal médico y enfermeras. Al realizar la escala de NIHSS encontramos que la mayor frecuencia de puntuación corresponde al EVC Moderado grave, donde el mayor deterioro neurológico se presentó en el tercer día, egresando del estudio el primer paciente por defunción; por los datos recolectados, es importante enfatizar la vigilancia y revaloración a las 72 horas, ya que se encontró gran similitud con otro estudio descriptivo transversal, donde

Ali Khan et al., (2022), incluyeron 400 pacientes clasificados para EVC mediante la evaluación del NIHSS, encontrando EVC moderada en el 49% de los casos, grave en el 29% y leve en el 22%.

En este estudio, en la literatura médica y otros estudios realizados, se observó en la tomografía de cráneo cambios de tipo isquémico más que de origen hemorrágico; en un porcentaje bajo puede haber alteración neurológica sin generar cambios estructurales en el estudio de imagen, estos síntomas pueden revertir a las pocas horas del evento, sin ocasionar secuelas como en el ataque isquémico transitorio, como lo reportado en un estudio retrospectivo realizado en el Hospital de la Universidad de Abuja, Kolade Yunusa et al., (2020), en donde 148 pacientes presentaron hallazgos tomográficos compatibles con EVC isquémico en el 56. 1%, el 41.2% hemorrágico y el 2.7% con hallazgos normales; en otro estudio transversal retrospectivo, Edzie, et al., (2021), con 1 750 pacientes con EVC, donde 1 237 (70.7%) representa al EVC origen isquémicos y 513 (29.3%) al EVC de origen hemorrágicos.

Al realizar la escala de ASPECT durante la evaluación de la tomografía de cráneo, en su mayoría encontramos una puntuación de eliminación para administrar tratamiento fibrinolítico en concordancia con un estudio de cohorte retrospectivo, Almallouhi et al., (2021), donde se incluyó un total de 2 345 pacientes que al aplicar la escala de ASPECT encontraron que a mayor afectación de las áreas cerebrales, mayor alteración neurológica y mayores secuelas con alto grado de dependencia física, encontrando que 2 132 pacientes (90.9%) tenían ASPECT ≥6, y 213 pacientes (9.1%) tuvieron un ASPECT de 2-5.

Específicamente en los tiempos de atención, de acuerdo al arribo inmediato de cada paciente; el tiempo que transcurre desde la llegada del paciente a la sala de urgencias hasta la administración del tratamiento adecuado (conocido como tiempo puerta-aguja) es crucial para el manejo del EVC, estudios previos han demostrado que una reducción del tiempo puerta aguja puede conducir aún mejor pronostico y disminuir el riesgo de complicaciones graves y discapacidad a largo plazo, en nuestro estudio ninguno de los pacientes llego en el tiempo indicado, por lo que es de prioridad realizar en el primer nivel de atención acciones en la promoción a la salud, identificación y control de factores de riesgo cardiovascular, detección oportuna de signos y síntomas de EVC, teniendo como meta la identificación temprana del riesgo de padecer EVC y que al arribo de un paciente en los diferentes niveles de atención medica se otorgue el tratamiento con terapia fibrinolítica intravenosa en al menos 10% de los pacientes con EVC; una vez implementado este protocolo de atención en el Hospital General de Zona 32 en Minatitlán, Veracruz, se logre paulatinamente que en el 100% de los pacientes se cumpla lo estipulado en el algoritmo PAI Código cerebro, (2022).

En el servicio de urgencias, la atención fue otorgada, generalmente por el médico general, donde se encontró que existe un retraso en el reconocimiento de síntomas sugestivos de EVC, debido a la gran demanda de pacientes derechohabientes solicitando atención y al corto tiempo destinado a cada paciente; el medico urgenciólogo se encuentra abocado a pacientes hospitalizados con diagnósticos de gravedad. Además, se realiza una valoración breve de la escala de Cincinnati y nula aplicación de la escala de NIHSS; en un estudio observacional, descriptivo, transversal, retrospectivo del expediente clínico electrónico de pacientes con EVC en el área de urgencias, Aguilar Soto y Ornelas Segovia, (2023), analizaron el cumplimiento de las recomendaciones del abordaje médico de pacientes con EVC donde se observa diferencia significativa en la categoría de medico urgenciólogo que realizo la aplicación de ambas escalas en comparación con la otra categoría en la que se agrupan el médico general, medico familiar y médico internista.

Al analizar los tiempos de atención médica y enfermería, encontramos que de acuerdo a la media del tiempo, existen pacientes que pueden quedar fuera de la ventana de tratamiento, tan solo por la espera en su atención, lo que representa un mayor riesgos de complicaciones, ya que la toma de signos vitales, la valoración de la vía aérea permeable, una falta de acceso de vía periférica se encuentran retrasados para una estabilización hemodinámica y respiratoria, siendo reflejadas en un mayor número de secuelas, que limitan o entorpecen la calidad de vida en el paciente con daño neurológico; en un estudio no probabilístico por conveniencia, Villagrana Gutiérrez y Machuca Loeza, (2023), también observaron que hay factores que pueden retrasar el tiempo en la administración de tratamiento, como problemas técnicos, retraso en los resultados de pruebas y evaluación incorrecta por parte del personal de urgencias, encontrando similitud con nuestro estudio.

A todos los pacientes se les realizó tomografía de cráneo simple, sin embargo, el tiempo en la realización del estudio de imagen perpetuó que nuestros pacientes no hayan sido candidatos a tratamiento fibrinolítico, ya que no se cuenta con tomógrafo en la unidad y se requiere de tiempo adicional aproximado de 30 minutos, para el traslado del paciente a otra unidad para la realización de la tomografía. Por lo tanto, el tiempo y la falta de tomógrafo en la unidad, han sido los principales factores relacionados en la interrupción y desapego del algoritmo. Aguilar Soto y Ornelas Segovia, (2023) confirmaron en su estudio, que la realización de la TAC fue de 45 minutos, mientras que para la realización de la fibrinolisis fue de 53 minutos. Difiriendo con los primeros 25 minutos desde el ingreso del paciente al área de urgencias establecidos en el PAI Código cerebro, (2022), donde también se especifica que la terapia fibrinolítica se analizara dentro de los primeros 20 minutos posteriores a realizar la tomografía de cráneo o con una evolución de 3 a 4.5 horas del inicio de los síntomas.

Con respecto al tratamiento adyuvante al EVC, y en relación especifica al control y manejo de la hipertensión arterial, se observó un retraso en el tiempo de inicio de tratamiento farmacológico, además que de acuerdo al algoritmo PAI código cerebro, (2022) no se utilizan los fármacos de primera elección que corresponde a la hidralazina, nitroprusiato y labetalol, tanto el médico general como especialistas utilizaron otros fármacos antihipertensivos para el control de la tensión arterial, así mismo en un porcentaje bajo fue utilizada la terapia dual antiplaquetaria, se encontró además de que hay un desface significativo en el tiempo de la valoración de las especialidades, lo que pudo haber influido en la evolución clínica de cada paciente y en la congruencia clínica, diagnostica y tratamiento.

De acuerdo a lo establecido en el PAI Código cerebro (2022), los pacientes del presente estudio no se encontraron dentro de ventana para la administración de la trombólisis, ya que existen diversos factores que pueden retrasar el tiempo desde su ingreso hasta la realización del estudio de imagen, tal como se encontró en un hospital de Arequipa, Perú, Cueva Bustos y Pérez Corrales (2023), donde determinaron la relación que existe entre el tiempo de enfermedad e inicio de tratamiento en pacientes con EVC. También hay otros factores que influyen en esta asociación, como la infraestructura hospitalaria y la accesibilidad a la trombólisis, el número de médicos en el servicio de emergencia y personal de salud capacitado.

En otro estudio observacional de tipo descriptivo de corte transversal multicéntrico, Figueroa Casanova et al., (2022), evaluaron los desenlaces clínicos del manejo agudo con trombólisis en los pacientes que presentaron EVC de tipo isquémico en dos instituciones de tercer nivel, no se tuvieron en cuenta los tiempos de ventana para la trombólisis, es decir, ventana tradicional 0-3 horas o extendida de 3- 4.5 horas; en asociación con nuestro estudio en un futuro, se pudiera implementar la modificación de los tiempos del algoritmo en nuestro hospital teniendo en cuenta sus recursos de infraestructura, y así englobar un número mayor de pacientes candidatos para aplicación de trombólisis, con la seguridad de que se obtendrá un resultado satisfactorio en la evolución clínica de los pacientes.

Encontramos que las secuelas presentadas posterior al EVC, son similares a otros estudios donde se encontraron que la alteración del lenguaje, asimetría facial, hemiplejia y la afasia fueron síntomas comunes en esta población (Villagrana Gutiérrez y Machuca Loeza, 2023) de ahí la importancia de la vigilancia y la prevención en todas las edades adultas ya que, de acuerdo al grado de deterioro neurológico, será la severidad del EVC, se estima que las muertes y la incapacidad por esta enfermedad serán más del doble en el 2030 (Figueroa Casanova et al., 2022).

En el seguimiento de la mejoría de las secuelas, en dos de los subgrupos de la muestra no se pudo corroborar la evolución clínica, ya que se presentó el sesgo de pérdida de seguimiento, en el resto se verificó su evolución clínica, similar a un estudio de Figueroa Casanova et al. (2022), donde se hizo la revisión de notas de consultas de otras especialidades como medicina interna y cardiología, en nuestro caso se verificó el seguimiento con medicina interna, neurología, neurocirugía y medicina física y rehabilitación.

La dependencia física y funcional se encuentra en un porcentaje elevado en nuestro estudio, sin embargo, la evolución clínica del paciente en un periodo de 3 meses se encontró favorecida por los efectos de la terapia física y rehabilitación, debido a que tiene un efecto neuromodulador en las vías nerviosas, tal como se menciona Bardales Ayarza y Risco Glaston, (2023). Al mismo tiempo, observamos que pacientes con una puntuación elevada en la escala de NIHSS, tienen una evolución tórpida a su egreso hospitalario, incluso con alto riesgo de fallecimiento, esto engloba a pacientes que no recibieron y que recibieron tratamiento con fibrinolisis; Figueroa Casanova et al., (2022) reportan en su estudio sobre el manejo del EVC isquémico con terapia fibrinolítica donde encontraron que pacientes con escala NIHSS al ingreso tuvo una media de 17.63 puntos (DE 3.92; p = 0.008) en los pacientes que fallecieron a 90 días, en comparación con aquellos que no fallecieron los cuales tuvieron una puntuación al ingreso de 12.19 puntos (DE 4.97).

En este seguimiento corroboramos que las secuelas posteriores al EVC, pueden limitar las funciones y actividades de la vida diaria afectando la calidad de vida de las personas; contar con estudios que aporten información sobre pacientes sometidos a trombólisis y los no sometidos, permitiría tener una base sólida para tomar decisiones en políticas de salud que mejoren la eficacia y la seguridad del manejo agudo del EVC.

CONCLUSIÓN Y RECOMENDACIÓN

En este estudio se encontró que no existe adherencia al algoritmo PAI Código cerebro, ya que los pacientes no se encuentran involucrados en la prevención primaria y en el reconocimiento de síntomas sugestivos de EVC para acudir inmediatamente a urgencias. Se corrobora que no se cumple con el algoritmo PAI Código cerebro, por causas de infraestructura, administrativas o por desconocimiento de los síntomas, lo que influyó significativamente en este estudio para que ningún paciente estuviera en ventana terapéutica para aplicar la terapia fibrinolítica, repercutiendo directamente en la calidad de vida de los pacientes por la alta frecuencia de secuelas, afectando su independencia física; así que una capacitación continua sobre esta guía tendría resultados satisfactorios, para el personal involucrado en la atención de estos pacientes.

REFERENCIAS BIBLIOGRAFICAS

Aguilar, E., Rodríguez, G., García, K., Garfias, C., Hernández, E., y Oropeza, N. (2022). Acute Stroke Care in Mexico City: The Hospital Phase of a Stroke Surveillance Study. *Brain sciences*, *12*, 1–10. **https://doi.org/10.3390/brainsci12070865**

Aguilar Soto, N. E. y Ornelas Segovia, R.O. (2023). *Caracterización del cumplimiento de la guía diagnóstico y tratamiento temprano de la enfermedad vascular cerebral isquémica en el segundo y tercer nivel de atención en el servicio de urgencias del Hospital General de Zona No. 2, OOAD Aguascalientes* [Tesis de especialidad, Universidad Autónoma de Aguascalientes].

http://hdl.handle.net/11317/2681

Ali Khan, M.S., Ahmad, S., Ghafoor, B., Haris Shah, M., Mumtaz, H., Ahmad, W., Banu, R., Ahmad, I., Iqbal, J., Muhammad Ismail Safi, M. y Khan, F. (2022). Inpatient assessment of the neurological outcome of acute stroke patients based on the National Institute of Health Stroke Scale (NIHSS). *Annals Of Medicine And Surgery, 82*, 1-5.

https://doi.org/10.1016/j.amsu.2022.104770

Almallouhi, E., Al Kasab, S., Hubbard, Z., Bass, E. C., Porto,G., Alawieh, A., Chalhoub, R., Jabbour, P.M., Starke, R.M., Wolfe, S.Q., Arthur, A.S., Samaniego, E., Maier, I., Howard, B.M., Rai, A., Park, M.S., Mascitelli, J., Psychogios, M., De Leacy, R., … Dumont, T., Levitt, M.R., Polifka,

A., Osbun, J., Crosa, R., Tae Kim, J., Casagrande, W., Yoshimura, S., Matouk, C., T Kan, P., W Williamson, R., Gory, B., Mokin, M., Fragata, I., Zaidat, O., Yoo, A.J. y Spiotta, A.M. (2021). Outcomes of Mechanical Thrombectomy for Patients with Stroke Presenting with Low Alberta Stroke Program Early Computed Tomography Score in the Early and Extended Window. *JAMA Network Open, 4*(12), 1-12.

https://doi.org/10.1001/jamanetworkopen.2021.37708

Bao, Z., Zhang, Z., Zhou, G., Zhang, A., Shao, A., y Zhou, F. (2022). Novel mechanisms and therapeutic targets for ischemic stroke: A focus on gut Microbiota. *Frontiers in Cellular Neuroscience, 16*, 871720.

https://doi.org/10.3389/fncel.2022.871720

Bardales Ayarza, G. L. y Risco Glaston, D.E. (2023). *Factores de impacto de la terapia física y la rehabilitación en la atención a pacientes con secuelas de enfermedades cerebrovasculares de dos hospitales nacionales de Loreto año 2022-2023*. [Licenciado en Tecnología Médica. Especialidad: Terapia Física y Rehabilitación, Universidad científica del Perú]

http://hdl.handle.net/20.500.14503/2614

Calero Moscoso, C. S. (2023). Diagnosis and Treatment of Acute Ischemic Cerebrovascular Disease (Stroke Code). *CAMbios 22* (2), 1-17.

https://orcid.org/0000-0003-2070-0322

Choreño Parra, J.A., Carnalla Cortés, M. y Guadarrama Ortiz P. (2019). Medicina Interna de México. *Ischemic cerebrovascular disease:*

extensive review of the literature for the first contact physician. 35(1):61-79.

https://doi.org/10.24245/mim.v35i1.2212

Coronel, A., Andrés, P., Cabrera, C., Zamora, T. y Vargas, H. (2020). Intravenous thrombolysis in ischemic stroke: Experience in a Popayán hospital, Cauca. *Acta Neurol Colomb*, *36*(1), 11–17. https://doi.org/10.22379/24224022272.

Cueva Bustos, A. S. y Pérez Corrales, M.A. (2023). *Relación entre el tiempo de enfermedad e inicio de tratamiento en pacientes con accidente cerebrovascular isquémico, en el Hospital Nacional Carlos Alberto Seguín Escobedo de Arequipa, enero a diciembre del 2022.* [Tesis de licenciatura en Medicina, Universidad Católica de Santa María].

https://repositorio.ucsm.edu.pe/handle/20.500.12920/12559

Czap, A. L. y Sheth, S. A. (2021). Overview of imaging modalities in stroke. *Neurology*, *97*(20 Suppl 2), S42–S51. https://doi.org/10.1212/WNL.0000000000012794

Edzie, E. K., Dzefi Tettey, K., Gorleku, P., Tutu Amankwa, A., Idun, E., Brakohiapa, E. K., Cudjoe, O., Quarshie, F., Edzie, R. A. y Asemah, A. R. (2021). Evaluation of the Anatomical Locations of Stroke Events From Computed Tomography Scan Examinations in a Tertiary Facility in Ghana. *Cureus*, *13*(3),1-13.

https://doi.org/10.7759/cureus.14097

Fernandes, L., Santos, D., Santos, M. y Rocha, N. P. (2022). How to improve emergency information systems to optimize the care of acute stroke. *Procedia Computer Science*, *196*, 606–614. https://doi.org/10.1016/j.procs.2021.12.055

Figueroa Casanova, R., Patiño Rodríguez, H.M., Téllez Villa, J.A., Torrado Varón, M.A., Figueroa Legarda, J.S. y Saavedra Henao, J.D. (2022). Experiencia en el manejo del ataque cerebrovascular isquémico en dos centros de tercer nivel de la ciudad de Ibagué (Colombia) entre junio del 2019 y junio del 2020. *Acta Neurológica Colombiana, 38* (1), 12-22.

https://doi.org/10.22379/24224022396

García González, A.C., Ángeles Velásquez, J., Díaz Greene, E.J. y Rodríguez Weber, FL. (2022). Poor prognostic factors associated with cerebral vascular disease: retrospective study at Hospital Angeles Pedregal. *Acta Médica Grupo Ángeles, 20*(2), 157-162.

https://doi.org/10.35366/104277

González Piña, R. y Landinez Martínez, D. (2016). Epidemiología, etiología y clasificación de la enfermedad vascular cerebral. *Archivos de Medicina, 16 (*2), 495-507.

https://doi.org/10.30554/archmed.16.2.1726.2016

Hans, D. y Graeme, H. (2020). Primary and secondary prevention of ischemic stroke and cerebral hemorrhage. *JACC focus seminar*, 75(15), 1804–1818
.https://doi.org/10.1016/j.jacc.2019.12.072

Jurcau, A., & Simion, A. (2021). Neuroinflammation in cerebral ischemia and ischemia/reperfusion injuries: From pathophysiology to therapeutic strategies. *International Journal of Molecular Sciences*, 23(1), 14. https://doi.org/10.3390/ijms23010014

Instituto Mexicano del Seguro Social, con fundamento en el Artículo 83 de la L.F.D.A. en relación al Artículo 46 del R.L.F.D.A. (12 de enero de 2022). Protocolos de Atención integral - Enfermedades Cardiovasculares – Código Cerebro. https://www.imss.gob.mx/sites/all/statics/profesionalesSalud/investigacionSalud/historico/programas/05-pai-codigo-cerebro.pdf

Kolade Yunusa H. O., Adamu Yaro I. y Yusuf, L. (2020). Cranial computed tomography imaging of patients with stroke in a tertiary facility. *West African Journal of Radiology, 27* (1), 46-51.

https://doi.org/10.4103/wajr.wajr_2_19

López Tapia, J.D., Sandoval Mussi, A.Y., Cuéllar Rodríguez, E., Umaña Ramírez, M.V., García, D.E., Montes, M., Laica Sailema, N.R., López Terán, G.P., Grajales, D., Uribe Moya, S.E., Irrizarri, Y., Sánchez Arreola, L. D., Sandoval Mosqueda, L.E., Saavedra Uribe, J. y Obregón Mendoza, M.G. (2022). Consenso latinoamericano de evento vascular cerebral de la Federación Latinoamericana de Medicina de Emergencias (FLAME). *Revista de Educación e Investigación en Emergencias*, *4*(3), 213- 247. https://doi.org/10.24875/reie.22000083

Man, J., Sol, D. y Kim, M. (2021). Hemorrhagic transformation after ischemic stroke: Mechanisms and management. *Front Neurol*, *12*, 1–12. https://doi.org/10.3389/fneur.2021.703258

Mohamed, G. A., Marmarchi, F., Fonkeu, Y., Alshaer, Q., Rangaraju, S., Carr, M., Jones, A., Peczka, M., Contreras, I., Bahdsalvi, L., Brasher, C., y Nahab, F. (2022). Cincinnati Prehospital Stroke Scale Implementation of an Urban County Severity-Based Stroke Triage Protocol: Impact and Outcomes on a Comprehensive Stroke Center. *Journal of stroke and cerebrovascular diseases, 31* (8), 1-6. https://doi.org/10.1016/j.jstrokecerebrovasdis.2022.106575

Nogles T. y Galuska M. 2022. Middle Cerebral Artery Stroke.*statpearls*. 1-11. https://europepmc.org/books/n/statpearls/article-25121/?extid=29262225&src=med

Phipps, M. S y Cronin, C. A (2020). Management of acute ischemic stroke *The BMJ*, 1- 21. https://doi.org/10.1136/bmj.l6983

Pineda Sanabria, J. P. y Tolosa Cubillos, J. M. (2022). Accidente cerebrovascular isquémico de la arteria cerebral media. *Revista Repertorio De Medicina Y Cirugía*, *31*(1), 20-32. https://doi.org/10.31260/RepertMedCir.01217372.1104

Rais, K., Mansour, A. y Ulvi, B. (2022). MicroRNA: An emerging predictive, diagnostic, prognostic and therapeutic strategy in ischaemic stroke. *Cell Mol Neurobiol*, *42*(5), 1301–1319. https://doi.org/10.1007/s10571-020-01028-5

Romero, I., Guzman, A. y Islas, F. (2018). Successful thrombolysis in cerebrovascular disease: a case report. *Rev Sanid Milit Mex*, 72(5–6), 359–362. https://www.scielo.org.mx/pdf/rsm/v72n5-6/0301-696X-rsm-72-5-6-359.pdf

Saini, V., Guada, L. y Yavagal, D. R. (2021). Global epidemiology of stroke and access to acute ischemic stroke interventions. *Neurology*, *97*(20 Suppl 2), S6–S16. https://doi.org/10.1212/WNL.0000000000012781

Solorio, J., Saldana, M., Lytras, M., Moreno, M. y Yáñez, C. (2021). Brain Hemorrhage classification in CT scan images using Minimalist Machine Learning. *Diagnostics*, *11*, 1–37.

Teleb, M. S., Ver Hage, A., Carter, J., Jayaraman, M. V. y McTaggart, R. A. (2017). Stroke vision, aphasia, neglect (VAN) assessment-a novel emergent large vessel occlusion screening tool: pilot study and comparison with current clinical severity indices. *Journal of Neurointerventional Surgery*, *9*(2), 122–126.

https://doi.org/10.1136/neurintsurg-2015-012131

Tuna, M. A. y Rothwell, P. P. (2021). Diagnosis of non-consensus transient ischaemic attacks with focal, negative, and non-progressive symptoms: population-based validation by investigation and prognosis. *Lancet, 397* (10277), 902-912.

https://doi.org/10.1016/s0140-6736(20)31961-9

Villagrana Gutiérrez, G. L. y Machuca Loeza, M.L. (2023). *Tiempo puerta aguja en pacientes con evento vascular cerebral isquémico mayores de 20 años atendidos en el servicio de urgencias adultos del HGZ 1, Aguascalientes* [Tesis de especialidad, Universidad Autónoma de Aguascalientes].

http://hdl.handle.net/11317/2705

Xu, J., Zhang, Y. y Nie, G. (2021). Intelligent antithrombotic nanomedicines: Progress, opportunities, and challenges. *View (Beijing, China), 2*(2), 20200145.

https://doi.org/10.1002/viw.20200145

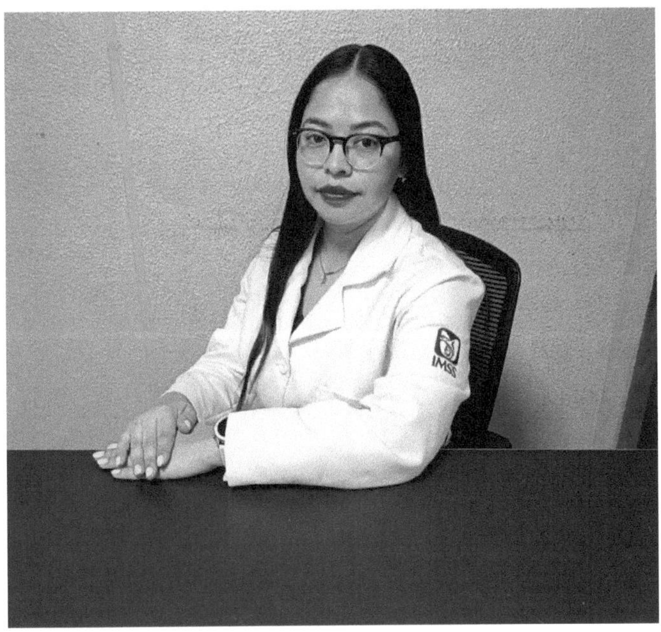

Nació el 08 de noviembre de 1986. Originaria y residente de la ciudad de Acayucan, Veracruz. Egresada de la licenciatura en Medicina por la Universidad Autónoma de Veracruz Villa Rica, campus Veracruz.; Médico Especialista en Medicina Familiar en el Hospital General de Zona N° 32 Minatitlán del Instituto Mexicano del Seguro Social.

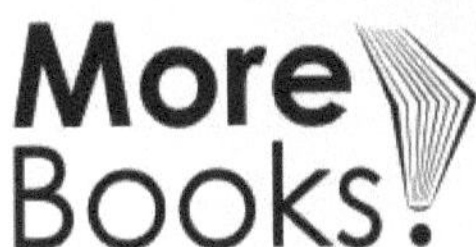

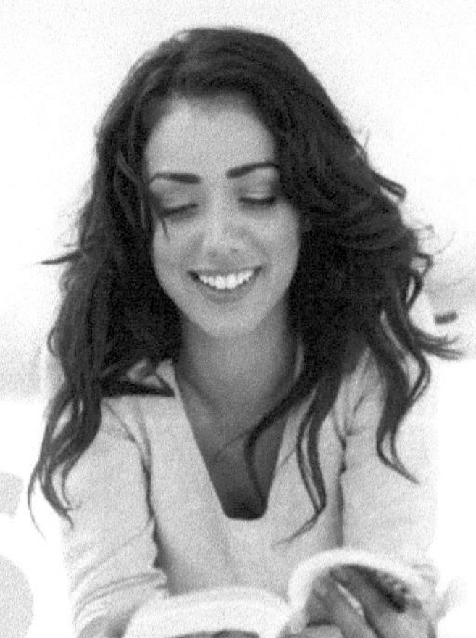

yes
I want morebooks!

Buy your books fast and straightforward online - at one of world's fastest growing online book stores! Environmentally sound due to Print-on-Demand technologies.

Buy your books online at
www.morebooks.shop

¡Compre sus libros rápido y directo en internet, en una de las librerías en línea con mayor crecimiento en el mundo! Producción que protege el medio ambiente a través de las tecnologías de impresión bajo demanda.

Compre sus libros online en
www.morebooks.shop

info@omniscriptum.com
www.omniscriptum.com

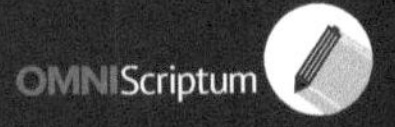

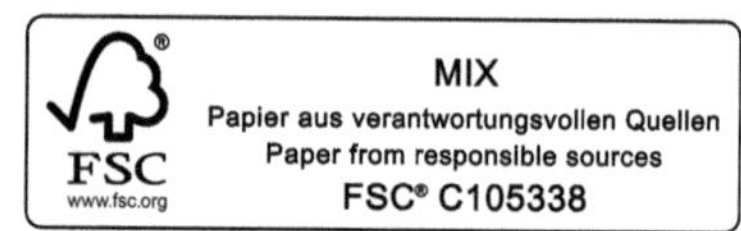

Printed by Books on Demand GmbH, Norderstedt / Germany